DU CHOLÉRA-MORBUS

DE L'INDE

OU MORDÉCHI;

PAR P. F. KERAUDREN,

Inspecteur général du service de santé de la Marine royale, Officier de la Légion d'honneur, Chevalier de Saint-Michel, Membre du Conseil supérieur de santé, de la Société royale de médecine, &c. &c.

A PARIS,

DE L'IMPRIMERIE ROYALE.

1824.

DU CHOLÉRA-MORBUS

DE L'INDE

OU MORDÉCHI.

Les maladies des pays chauds sont en général très-aiguës, soit que cela dépende de l'intensité de leurs causes ou d'une plus grande impressionnabilité de l'homme dans ces climats. Ce qu'Hippocrate avait observé sous ce rapport dans la Grèce, se remarque avec encore plus d'extension en Asie, en Afrique, &c. Ainsi l'immortel vieillard de Cos a dû être le fondateur de la doctrine des crises et des jours critiques, tandis que, dans le nord de l'Europe, la marche plus lente, le caractère moins énergique des maladies, ont pu conduire des médecins, d'ailleurs très-instruits, à ne pas admettre cette grande et belle conception. Les maladies des climats chauds sont, en pathologie, ce que sont les grands quadrupèdes et les cétacés pour l'anatomie et la physiologie : ces derniers animaux l'emportent infiniment sur l'homme par leur masse, et les mêmes organes, se présentant chez eux dans de plus grandes proportions, permettent d'étudier avec plus de succès leur structure et leurs fonctions. On observe les mêmes rapports entre les maladies des pays chauds et celles des climats tempérés de l'Europe. Les fièvres de Madagascar et de Batavia, la dysenterie entre les tropiques, le choléra-morbus de l'Inde, n'ont pas, en Europe, la même violence ni une terminaison si souvent et si promptement funeste ; la fièvre jaune d'Amérique est encore étrangère à la plupart des peuples de notre continent. Je n'en inférerai pas que ces affections pathologiques soient essentiellement différentes de celles de notre climat : mais lorsque nous connaîtrons mieux le caractère et le traitement des maladies équatoriales, nous acquerrons sans doute des vues nouvelles et plus étendues en nosographie et en thérapeutique. Cette espèce de médecine comparée se recommande sur-tout aux médecins voyageurs et navigateurs ; c'est de leurs travaux qu'elle doit retirer son principal éclat. En attendant, réunissons les faits, rassemblons des matériaux, et préparons pour l'avenir l'exécution d'un si important ouvrage.

Une maladie plus terrible encore que la fièvre jaune a paru sur les bords du Gange en 1817 : après avoir dévasté l'Inde et désolé la Perse, elle se montra en Syrie et menaça de porter la destruction jusqu'en Europe (1). Les montagnes, les fleuves, l'océan lui-même, n'ont pas arrêté sa marche : en effet, elle a régné, dès son origine, sur quelques bâtimens français dans les mers de l'Inde ; elle a pénétré dans nos possessions de Pondichéry, de Bourbon, et elle a attaqué, à Manille, l'équipage d'un de nos bâtimens de guerre. Les mêmes lieux ont encore à craindre de se trouver en proie au même fléau, et les marins des vaisseaux du Roi peuvent désormais le rencontrer sur plus d'un rivage.

Les phénomènes extraordinaires d'une telle maladie, sa grande et prompte mortalité, et la propriété qu'elle manifeste d'envahir successivement de nouvelles contrées et d'y produire les mêmes désastres ; ces considérations m'ont paru assez importantes pour être soumises à l'examen et aux méditations des médecins. J'ai donc pris pour sujet de

---

(1) *Voyez* la carte intéressante de l'itinéraire de cette maladie, tracé par M. Moreau de Jonnès dans son rapport au Conseil supérieur de santé. *Voyez* le tableau, page 613 du tome 1.er de la II.e partie des *Annales maritimes* 1824.

ce mémoire, la maladie des Indes orientales désignée sous le nom de *choléra-morbus* ou *mordéchi.* L'impression de cet écrit a été retardée par diverses causes : en paraissant plutôt, il eût peut-être offert plus d'intérêt.

Observations particulières. — Phénomènes généraux de la maladie.

C'est par l'observation et l'analyse des faits individuels que nous parvenons à connaître les phénomènes distinctifs d'une maladie ; et c'est de leur réunion et de leur ensemble, que résulte le tableau le plus exact de toute affection pathologique. Je commencerai donc par rapporter ici quelques cas isolés, avant de tracer la série des symptômes qui constituent et caractérisent le mordéchi. Les observations qui suivent ont été recueillies dans l'Inde par M. Saint-Yves, chirurgien de la marine royale, correspondant du muséum d'histoire naturelle de Paris. Je n'en séparerai pas ce qui appartient au traitement, parce qu'il me suffira de rappeler, au besoin, les médicamens qui y sont indiqués ; c'est l'observateur qui parle.

Première observation.

M.me S...., d'un tempérament lymphatique, nerveux, d'une constitution grêle et débile, atteinte d'une affection de la matrice, avait déjeûné le matin selon sa coutume, avec du riz. Elle éprouva aussitôt une tension à l'épigastre, suivie de tous les symptômes du choléra-morbus, qui persistaient depuis dix heures du matin. Je fus appelé à onze heures du soir : cette dame avait été vue par un médecin bengali, qui lui avait fait prendre de l'eau-de-vie ; on avait aussi administré, à plusieurs reprises, l'alcool de menthe et l'alcool de lavande, sans plus de succès. La malade avait alors vomi huit fois et avait eu vingt selles ; les déjections étaient involontaires. Voici l'état dans lequel je la trouvai : douleurs vives à l'épigastre, soif ardente, avec sentiment d'ustion à l'estomac et dans les intestins, respiration entrecoupée, face hippocratique, pouls petit, intermittent, presque insensible, crampes dans les membres abdominaux, prostration des forces, immobilité, supination, excepté dans les crampes; extrémités froides, sécheresse de la peau, selles visqueuses, noirâtres.

Je prescrivis une potion avec le laudanum et le camphre, à prendre par cuillerée tous les quarts-d'heure.

Le lendemain matin, le pouls était relevé, la chaleur rétablie, la malade transpirait abondamment, les évacuations étaient suspendues : la même potion fut continuée d'heure en heure. Le soir tout était dans l'état naturel : il y avait eu une selle assez liée; il ne restait que de la faiblesse; la malade prit pour boisson du vin de Madère dans de l'eau.

Le troisième jour, convalescence. La malade fut nourrie avec le sagou aromatisé par la cannelle; on lui donnait, avant de manger, un petit verre de vin amer.

Deuxième observation.

S. L., d'un tempérament bilieux, très-irritable, d'une constitution robuste, petite stature, menacé d'une affection bilieuse, prend le matin l'ipécacuanha, le soir cinq grains de calomel, et le lendemain matin vingt grains de jalap, avec deux gros de crême de tartre. Peu après ce purgatif, il est attaqué du choléra-morbus. A midi, heure à laquelle j'ai été appelé, il avait vomi six fois et avait eu quinze selles; je le trouvai dans l'état suivant : douleurs vives avec tension de l'épigastre, soif ardente, respiration lente, pouls fréquent, dur, petit, crampes douloureuses dans tous les membres, changement presque continuel de position, faiblesse très-grande, transpiration abondante.

Potion avec le laudanum, le camphre et l'éther.

Le soir, le malade se promenait dans son appartement, et n'éprouvait qu'une lassitude générale, avec sécheresse de la bouche et inappétence.

Le lendemain matin, il vint lui-même me voir; je lui prescrivis l'arrow-root aromatisé avec de la cannelle, et un petit verre de vin amer à prendre avant le repas. L'appétit est revenu et la santé s'est promptement rétablie.

Troisième observation.

Mme C., d'une constitution grêle et débile, d'un tempérament lymphatique, avait déjeûné avec du riz sec. Demi-heure après, le choléra-morbus se déclare; on administre à plusieurs reprises l'alcool de menthe et de lavande. Je suis appelé à cinq heures du soir; il y avait eu dix à douze selles; j'observai : vive sensibilité de l'épigastre, nausées très-douloureuses, respiration lente, pouls fréquent, petit, changement presque continuel de position.

Je fais préparer, avec l'éther et l'eau de fleur d'orange, une potion à prendre par cuillerée, chaque demi-heure.

A dix heures du soir, violentes douleurs épigastriques, point de vomissemens; respiration entrecoupée, pouls petit, sentiment d'ustion dans l'abdomen, soif ardente, crampes dans les membres, prostration, supination, défaillances fréquentes, déjections involontaires, extrémités froides, face hippocratique.

Potion avec le laudanum, le camphre et l'éther sulfurique, dont la malade prend une cuillerée tous les quarts d'heure.

Le lendemain, plus de choléra; faiblesse assez grande, maigreur, pâleur du visage : on permet le sagou aromatisé avec la cannelle; et après deux jours la santé est parfaite.

Quatrième observation.

Mlle H., d'un tempérament sanguin, d'une constitution robuste, dans l'âge de la puberté, avait été réglée une fois. Après avoir mangé à déjeûner des fruits non mûrs du jujubier, elle fut attaquée des symptômes suivans :

Épigastre tendu, sensible au toucher; ni vomissemens, ni déjections alvines; éructations fréquentes, nausées douloureuses, pupilles dilatées, respiration pénible, entrecoupée; pouls fréquent, dur, serré, crampes dans les membres, changement presque continuel de position, sueurs copieuses, anxiétés. On donne de quart d'heure en quart d'heure une cuillerée de la potion avec le laudanum, le camphre et l'éther; et l'on frictionne l'épigastre avec l'huile camphrée.

Les accidens diminuent progressivement, et le soir la malade est beaucoup mieux. Le lendemain matin, on accorde pour aliment du sagou aromatisé avec la cannelle, et l'on conseille avant le repos une dose de vin amer. Dans la soirée, la malade a rejeté deux lombrics par la bouche, ce qui a déterminé à prescrire le troisième jour un purgatif vermifuge qui n'a pas fait rendre de vers. La santé a depuis été parfaite.

Cinquième observation.

Aux faits que je viens de rapporter j'ajouterai d'autres observations recueillies par M. le docteur Lefèvre, chirurgien-major de la frégate du Roi *la Cléopâtre*, pendant et après sa relâche à Manille.

Le 9 janvier 1822, à deux heures de l'après-midi, le nommé Chevanne, matelot, âgé de 45 ans, d'un tempérament bilieux, après avoir mangé de la soupe et du bouilli seulement, éprouve subitement des vertiges, et il serait tombé si les personnes qui étaient auprès de lui ne l'eussent soutenu. Aussitôt, vomissemens de matières amères et acides qui irritent le gosier; déjections simultanées et involontaires de matières bilieuses très-liquides; efforts considérables dans les vomissemens, respiration accélérée, douleur à l'estomac et au ventre; crampes dans les mollets et dans les cuisses, hoquets, spasmes dans les muscles du pharynx, convulsions générales; il faut six hommes pour tenir le malade; il jette des cris; le pouls est un peu développé, accéléré, dur; la sueur inonde tout le corps.

(Potion composée de soixante gouttes de laudanum, quarante-cinq d'éther, trois onces d'eau sucrée, à prendre par cuillerée de dix minutes en dix minutes ; frictions sèches sur tout le corps.) Il rejette une partie de la potion. (Un demi-lavement avec vingt gouttes de laudanum.) A cinq heures, le calme est rétabli, le pouls est moins dur, quoique fréquent ; les vomissemens et les déjections ont cessé ; les douleurs sont supportables ; la soif est vive ; la sueur continue. (Eau de riz pour boisson.) Il s'endort à deux reprises, de huit heures à minuit : alors le pouls est faible, le malade est accablé. (Il prend de deux heures en deux heures une cuillerée d'une potion composée de laudanum et d'éther, de chaque quinze gouttes ; eau de menthe, un gros : teinture de gentiane, vingt gouttes ; eau, quatre onces.) Deuxième jour, le malade a dormi depuis minuit ; il a uriné, il se plaint d'une grande faiblesse ; l'appétit se fait sentir. (Trois soupes dans la journée, un peu de vin.) Troisième jour, rétablissement complet.

Sixième observation.

Henri Caledec, matelot, âgé de 47 ans, d'une constitution faible, usée, éprouve, dans la nuit du 1.er au 2 février, des vomissemens de matières amères et des déjections considérables, accompagnées de douleurs vives à l'estomac et au ventre, et d'une grande faiblesse. Il ne prévient personne ; je le vois à six heures du matin. Alors, débilité extrême, sueurs froides, traits décomposés, douleur très-forte à la région épigastrique et dans l'abdomen, très-sensible à la pression ; urines supprimées ; vomissemens de temps en temps, de matières muqueuses, amères ; déjections de mêmes matières peu fréquentes ; hoquets, crampes dans les extrémités abdominales et aux mains ; pouls extrêmement petit, accéléré, intermittent ; respiration pénible et courte. (Potion composée de quinze gouttes d'éther et dix de laudanum, dans deux onces d'eau sucrée, pour une seule dose.) La potion est rejetée ; le malade fait de grands efforts pour vomir. (Même dose d'éther et de laudanum, à prendre par cuillerée ; eau de riz tiède, demi-lavement émolient.) Les vomissemens, les hoquets et les crampes continuent ; la faiblesse est extrême. (Potion composée de deux gros d'eau de menthe, quinze gouttes d'éther et de laudanum, vingt de teinture aloétique, dans trois onces d'infusion de camomille, à prendre par cuillerée de quart d'heure en quart d'heure ; frictions sèches sur les membres.) A midi, il n'y a pas d'amélioration. (Embrocation d'huile et d'alcali volatil sur la région épigastrique, suivie de l'application d'un vésicatoire, deux heures après.) A quatre heures, le malade paraît sans ressources, rien n'a produit de soulagement ; les traits sont tout-à-fait décomposés ; le pouls est imperceptible, la voix nulle : mort à sept heures du soir.

Septième observation.

Le nommé Stéphan, matelot, âgé de 26 ans, avait déjeûné, comme à l'ordinaire, à sept heures du matin, avec du pain, du café léger et un sixième de bouteille d'alcool de sucre, à 20 degrés, lorsque, à neuf heures, un travail un peu fatigant l'ayant mis en sueur, il monte, dans cet état, à l'air qui, sans être frais, lui fait éprouver du malaise. A midi, vomissement d'une partie des alimens du matin, à moitié digérés, ensuite de matières très-amères ; douleur à l'estomac et dans tout l'abdomen ; déjections involontaires et fréquentes de matières muqueuses, semblables à du mucilage de gomme arabique sans odeur ; faiblesse considérable ; peau dans l'état naturel ; face d'un jaune pâle, point de sueur ; le pouls très-petit, presque imperceptible ; respiration courte et fréquente, voix faible ; difficulté de parler. (Thé sucré chaud, eau de riz.) A deux heures, crampes dans un mollet, qui s'étendent bientôt à l'autre : vomissemens et déjections en petit nombre, douleurs vives à l'estomac et dans tout le ventre. (Vingt gouttes d'éther dans un peu d'eau sucrée que le malade ne vomit pas ; pour boisson, une eau de graine de lin légère, prise par petites portions, un demi-lavement de même nature.) A trois heures, les douleurs abdominales sont diminuées, mais les crampes sont plus fortes ; elles s'étendent aux orteils et dans d'autres parties du corps, notamment au cou ; elles font jeter des cris au malade, dont la voix est plus faible, et qui se plaint en outre d'éprouver un grand froid. Le pouls n'est pas sensible au poignet ; la respiration est courte et précipitée. (Trente gouttes d'éther.) A quatre heures ; un peu de sommeil ; à six heures, le malade est mieux, le pouls et la chaleur sont revenus, les douleurs des membres ont diminué, mais la tête est devenue un peu douloureuse et pesante ; la figure a repris un peu de couleur. Sur les huit heures, évacuation d'urines qui n'avait pas eu lieu depuis l'invasion. Deuxième jour, le malade a dormi, il n'éprouve qu'un peu de fatigue. Convalescence.

On voit que ces observations ont beaucoup d'analogie avec celles que M. Deville a communiquées à l'académie royale des sciences. Maintenant, je présenterai le résumé des symptômes du mordéchi, d'après les faits que je viens de citer et les rapports de différens médecins qui ont observé cette maladie dans l'Inde, à l'île de Bourbon et sur les vaisseaux du Roi.

Invasion soudaine et sans prodromes, souvent après le repas et pendant la nuit ; céphalalgie, gastralgie ; vomissemens d'abord de matières alimentaires, puis bilieuses et enfin séreuses, muqueuses ; déjections répétées, involontaires, de couleur grise, blanche, rarement jaune ou noire ; tension de l'épigastre, dépression de l'abdomen ; soif ardente, sueurs visqueuses ; pouls petit, serré, concentré ; anxiétés, crampes, supination, convulsions, trismus, raideur tétanique, décomposition du visage, refroidissement des extrémités, du tronc ; hoquets, syncopes, imperceptibilité du pouls et des battemens du cœur; voix faible et rauque, respiration rare; cessation de la vie.

Il résulte de l'histoire de cette maladie, qu'elle débute par un état spasmodique assez violent pour donner quelquefois la mort en deux, quatre ou six heures, et même en quelques minutes, si le malade n'est pas secouru; tandis que tous ces accidens peuvent céder presque instantanément à la prompte administration des antispasmodiques et des anodins. Cet état de spasme et de concentration ne s'étend guère au-delà de douze heures, quoiqu'on l'ait vu se prolonger pendant plus d'un jour, des malades ayant encore été guéris après ce terme par le seul effet des remèdes que nous venons d'indiquer. Sa durée varie selon le degré d'intensité. La marche de la maladie est parfois plus lente qu'au Bengale, à en juger par les observations faites à Bourbon et sur les vaisseaux à la voile. L'état spasmodique ou de concentration est sur-tout caractérisé par le refroidissement; il est d'autant moins dangereux que le corps est moins froid. Lorsque le mouvement de réaction ou d'expansion ramène la chaleur à la surface, le spasme a cessé; on sent qu'il faut alors renoncer à l'emploi des antispasmodiques et des moyens analogues.

Les accidens cholériques proprement dits diminuent avec le retour de la chaleur; mais si les forces sont abattues, si le ventre est tendu et douloureux, si les selles sont de mauvaise qualité, s'il survient de l'assoupissement, du délire, le malade meurt du quatre au cinq. Lorsque au contraire les douleurs abdominales sont plus modérées, la respiration plus facile, lorsque la chaleur se ranime, et que le malade prend progressivement un peu de repos, la maladie se termine heureusement du six au sept; rarement elle dépasse ce terme.

En général, le pronostic de cette maladie ne peut être que fâcheux; et cependant la diminution des douleurs abdominales, des vomissemens et des selles, le rétablissement de la chaleur, une douce moiteur, un sommeil paisible, la sortie de l'urine, des déjections teintes de bile, sont des signes très-favorables. Au contraire, les vives douleurs d'entrailles, des évacuations excessives, la suppression de l'urine, le coucher en supination, le hoquet, les vertiges, le coma, les convulsions, les syncopes, la faiblesse et la raucité de la voix, le refroidissement du corps, l'insensibilité du pouls, sont du plus mauvais augure.

Étiologie.

On a cru que la dernière épidémie du Bengale avait été jusqu'alors étrangère à ce pays. Cette maladie y est pourtant connue des naturels sous le nom de *mordéchi*, et des Européens sous celui de *mal de chien*. Bontius (*de Morbis Indorum*) la considérait comme une affection fréquente dans ces contrées : *etiam cholera hìc familiariter œgros infestat.* Suivant Dellon, médecin français, qui a long-temps séjourné dans l'Inde, cette maladie y règne fort souvent et donne la mort en peu d'heures. Le docteur Lind dit que le mordéchi est commun et très-dangereux aux Indes orientales. Enfin une épidémie analogue paraît avoir eu lieu au Bengale en 1762. Ses symptômes les plus funestes, dit le Bègue de Presle, étaient des vomissemens continuels d'une pituite ou flegme épais, blanc et transparent, accompagnés de selles très-fréquentes. Elle fit périr 30,000 nègres et 800 Européens.

Il est aussi difficile qu'il serait important de pouvoir déterminer, d'une manière absolue, les causes des maladies. Celle dont il s'agit ici a déjà fait concevoir à ce sujet les idées les plus contradictoires. Pour qu'une multitude d'individus soient en même temps attaqués du même mal, il faut sans doute que les causes qui le produisent soient générales, ou du moins communes à une grande partie de la population. Voilà pourquoi on a dû attribuer principalement les épidémies à la constitution et aux influences atmosphériques, qui, de toutes les causes morbifères, sont en effet celles auxquelles l'homme est le plus généralement exposé.

Une température élevée a toujours paru une des conditions indispensables du choléra-morbus, au moins épidémique; mais le mordéchi s'est montré dans l'Inde, en Perse, en Syrie, &c., presque indépendant de la chaleur de l'atmosphère. C'est un premier signe qui le distingue du choléra-morbus qu'on observe plus communément en Europe, pendant les chaleurs de l'été et de l'automne. Au Bengale, on a cru d'abord que la chaleur humide, pendant la saison des pluies, en pouvait être la cause, parce que c'est à cette époque qu'il a commencé ses ravages; mais alors les Européens en auraient sur-tout été victimes, tandis qu'il a commencé par attaquer les naturels. Cette maladie n'a d'ailleurs éprouvé aucune interruption dans son cours; elle a continué de régner pendant l'hiver de 1817 à 1818, et, après la cessation des pluies, elle a fait de nouveaux progrès et s'est montrée encore plus redoutable. Au reste, la chaleur peut être plus forte et les pluies plus abondantes en ce climat, sans donner lieu à l'explosion d'une telle épidémie.

La nature du sol, les émanations marécageuses, ne sont pas non plus des causes directes et nécessaires du mordéchi. On assure qu'il tire sa première origine des bords fangeux du Gange; mais depuis il s'est reproduit et il a sévi dans des lieux élevés, secs et sans eau stagnante.

On a aussi cherché le principe de cette maladie dans la nourriture des Indiens, et particulièrement dans la mauvaise qualité du riz, qui est leur principal aliment. En effet, la récolte du riz avait été mauvaise l'année de son apparition, et cette semence ne s'était pas trouvée de bonne qualité. Ce qui semblait autoriser cette opinion, c'est que les Européens étaient alors épargnés : mais ceux mêmes qui ne mangeaient pas de riz, furent atteints par la suite, et l'épidémie continua après une nouvelle récolte de ce graminé.

Dans cette incertitude, on a encore accusé la sophistication de l'huile. Les Bengalis sont de mauvaise foi et très-cupides : depuis quelque temps, on avait fait une très-grande quantité d'huile de palma-christi qu'on ne put vendre même à vil prix ; les marchands, pour s'en débarrasser, la mélangèrent, dit-on, avec les autres huiles destinées aux besoins domestiques, et sur-tout avec l'huile de moutarde, dont les indigènes font un usage journalier; mais ce soupçon n'a pu être confirmé.

Quoi qu'il en soit, la manière de vivre des Indiens et des Orientaux est bien de nature à avoir contribué à la production de cette maladie. On sait que les premiers s'abstiennent constamment de la chair des animaux; quelques-uns pourtant mangent parfoisdu poisson. Leurs alimens se composent essentiellement de végétaux et de fruits qui n'ont pas toujours atteint leur maturité. Le riz sec est la base de leur nourriture : ils y joignent presque toujours un kari de plantes plus ou moins froides, qu'ils aiment beaucoup. Ils recherchent les fleurs, les tiges et les racines de plusieurs espèces de nymphæa, le cœur du bananier, ses fleurs, ses fruits verts, &c. Ils ne font qu'un ou deux repas chaque jour; et comme leurs mets sont peu nourrissans, ils en prennent une grande quantité. Il est vrai que leurs alimens sont ordinairement assaisonnés de beaucoup d'épices et d'aromates qui corrigent jusqu'à un certain point la qualité froide des végétaux dont se composent leurs repas; mais le trop fréquent usage de ces substances âcres et échauffantes doit aussi stimuler et irriter enfin la membrane muqueuse de l'estomac. L'eau est en même temps la seule boisson des Bengalis, et particulièrement celle du Gange, lorsqu'ils peuvent s'en procurer, quoiqu'elle soit toujours chargée de limon. On sait que le koran interdit aussi aux Musulmans l'usage du vin et des liqueurs spiritueuses.

Ce n'est pas, sans doute, la nourriture essentiellement végétale, ou la privation de la chair des animaux, ni des boissons fermentées, qui ont fait contracter aux Européens le choléra-morbus de l'Inde ; mais, outre que, proportionnellement, ils en ont été atteints en moins grand nombre, les uns vivent avec les naturels et suivent leurs habitudes ; d'autres, usant de tout avec modération, observent en quelque sorte un régime mixte, et ceux-ci ont été presque tous épargnés.

La nature et la quantité des alimens peuvent donc être les causes déterminantes de cette maladie, et souvent on la voit succéder immédiatement à leur ingestion. D'un autre côté, quoique je n'accorde à la chaleur humide de l'atmosphère qu'une part indirecte à sa production, je n'en dirai pas autant de la température propre des individus, et de l'influence d'un air relativement froid dans certaines circonstances. Les Indiens sont en général mal vêtus, mal logés, et couchent presque sur le sol. Leurs corps, dilatés par la chaleur, n'en sont que plus exposés, dans ces climats, à éprouver les désordres graves que peut occasionner la réfrigération subite de l'enveloppe extérieure. Ce n'est pas sans fondement que la suppression de la transpiration passe pour une des causes les plus habituelles des maladies dans les pays chauds ; et elle ne contribue pas peu, sans doute, à occasionner et à entretenir les flux dysentériques, affections les plus communes et les plus meurtrières dans ces contrées, et qui ne sont pas sans rapport avec le choléra-morbus lui-même. On connaît l'étroite sympathie qui existe entre la peau et la membrane muqueuse gastro-intestinale : le refroidissement de l'air, sur-tout lorsqu'il succède à une température élevée, fait contracter la surface du corps, refoule les liquides à l'intérieur, et le spasme de la peau se transmet à tout le système, avec un frisson et un tremblement universels. C'est ainsi qu'après avoir long-temps étudié les causes du tétanos idiopathique, on s'est vu forcé de reconnaître qu'une simple fraîcheur, le plus léger mouvement dans l'air, pouvaient produire ou aggraver cette maladie. Mais qui peut d'ailleurs rendre un compte satisfaisant des qualités que l'air paraît acquérir dans certains cas ! Nous connaissons en général ses propriétés physiques ; mais nous ignorons presque complétement de quelle manière il peut coopérer à la production de certaines maladies.

Ainsi, l'impression d'un degré quelconque de froid, qu'il provienne de l'abaissement de la température, du défaut de vêtemens, ou d'une habitation mal close ; des alimens indigestes, âcres, des végétaux crus et non mûrs ; l'usage de l'eau pure et froide en boisson et en bains, les excès vénériens, et l'exposition à l'air froid et humide de la nuit, en excitant un spasme primitif à la peau, et en affectant concurremment les voies digestives, ont été les causes déterminantes de cette épidémie meurtrière.

Le tableau ci-après fait connaître les variations atmosphériques qui ont précédé et accompagné, à l'île de Bourbon, l'invasion du choléra-morbus, qui éclata dans cette colonie au commencement de 1820.

OBSERVATIONS météorologiques comparées des mois de novembre et décembre 1818 et 1819, janvier et février 1819 et 1820.

NATURE DES OBSERVATIONS.	NOVEMBRE.			DÉCEMBRE.			JANVIER.			FÉVRIER.		
	1818.	Différ.	1819.	1818.	Différ.	1819.	1819.	Différ.	1820.	1819.	Différ.	1820.
Baromètre, corrigé, réduit à la température de + 20° Réaumur; température moyenne de la colonie.												
Hauteur moyenne dans le mois	28° 2^l 0	0^{l}50.	28^p 2^{l}50	28° 1^{l}40	0^{l}05.	28^p 1^{l}45	28° 0^{l}50	0^{l}20.	28^p 0^{l}70	28° 1^{l}25	0^{l}65.	28^p 0^{l}60
Plus grande élévation du mercure dans le mois........	28.2.95	0.85.	28.3.80	28.2.60	0.40.	28.3.00	28.2.30	0.05.	28.2.35	28.2.40	0.50.	28.2.90
Plus petite *idem*...........	28.0.30	0.55.	28.0.85	28.0.15	0.55.	27.11.60	27.7.20	4.00.	27.11.20	27.11.35	2.40.	27.8.95
Thermomètre extérieur et à l'ombre de Réaumur.												
Température moyenne du mois	21° 10^l	0.82.	20^p 28^l	21° 54^l	0.78.	20^p 76^l	21° 38^l	0.41.	20^p 97.	21° 55^l	0.33.	21^p 22^l
Plus haut degré de chaleur *id.*.	24. 60.	0.28.	24. 32.	24. 80.	0.40.	24. 40.	25. 20.	0.60.	24. 60.	24. 84.	0.44.	24. 40.
Plus bas *idem*...........*id.*.	16. 80.	1.20.	15. 60.	18. 00.	1.52.	16. 48.	17. 68.	3.00.	17. 68.	18. 20.	1.08.	17. 12.
Eau tombée.............	6^l 65.		9^l 75.	93^l 75.		86^l 80.	85^l 05.		78^l 75.	47^l 25.		127^{l}60.
Évaporation à l'ombre.......	83^l		80. 12.	70. 10.		54. 55.	67. 40.		53. 25.	64. 22.		53.20.
Nombre de j.^{rs} de beau temps.	12.		4.	12.		12.	12.		5.	9.		5.
Idem de pluie.............	8.		6.	15.		12.	17.		12.	10.		14.
Idem nuageux.............	10.		20.	3.		7.	1.		19.	9.		10.
Idem où le vent a soufflé du S.-E.	11.		19.	1.		7.	8.		9.	6.		11.
Idem........*idem*.....N.-E.	11.		5.	11.		3.	11.		17.	13.		11.
Idem........*idem*.....E...	//		//	4.		6.	2.		//	2.		//
Idem........*idem*....N.-O.	1.		//	2.		4.	2.		3.	3.		5.
Idem........*idem*.....S.-O.	//		//	//		//	1.		//	//		1.
Idem........*idem*.....O..	1.		2.	1.		//	1.		//	3.		//
Idem........*idem*.....N..	5.		3.	6.		5.	//		1.	//		//
Idem........*idem*...calmes.	1.		1.	6.		6.	6.		1.	1.		1.

Ce tableau a été dressé par M. Gibert-Desmolières, conseiller à la cour royale de Bourbon, aussi bon physicien qu'exact observateur.

Physiologie pathologique.

La religion des Indous, et leur respect pour les morts, ne permettent pas de se livrer, au Bengale, à des recherches nécroscopiques sur les indigènes. Cependant, les médecins anglais ont fait des ouvertures de corps, et voici les principales altérations qu'ils ont rencontrées. Il y avait au cerveau une véritable congestion ; les sinus et les veines étaient gorgés et distendus par un sang noir, et quelquefois même il était répandu en nappe sur toute la masse cérébrale ; quelques parties des poumons avaient aussi contracté un premier degré d'hépatisation, et leur face postérieure était ordinairement d'une couleur brune foncée.

L'état de l'estomac et des intestins variait, selon que la mort avait été plus ou moins prompte. Dans le premier cas, le changement était peu remarquable; la membrane muqueuse était comme injectée par la dilatation de ses vaisseaux; et s'il se trouvait quelques taches à sa surface, elles étaient superficielles, et on les faisait disparaître facilement. Lorsque la maladie avait été plus longue, la phlegmasie était plus caractérisée, les taches brunes ou noires ne pouvaient plus être effacées et paraissaient intéresser l'épaisseur des tuniques.

Les gros intestins étaient constamment pâles : on ne trouvait aucune trace de bile dans le canal alimentaire ; mais on assure avoir vu souvent sa paroi interne couverte d'une matière visqueuse qu'on a cru pouvoir comparer à l'argile.

A l'île Maurice, M. Guillemeau rend ainsi compte de ses remarques nécroscopiques : encéphale sain, poumons dans l'état naturel, cavité droite du cœur pleine d'un sang noirâtre, cavité gauche vide. L'estomac a présenté diverses altérations ; ses vaisseaux étaient injectés, ou il était phlogosé ; la membrane muqueuse était parfois lésée dans divers points, et notamment près de ses orifices, qui quelquefois ont paru rétrécis. Cet organe avait conservé les liquides presque sans changement. Les intestins grêles étaient en général sains, tandis que les tuniques des gros intestins étaient épaissies. Ces derniers phénomènes étaient d'autant plus intenses, que la maladie avait été plus longue.

Je rapporterai encore ici le résumé de l'inspection cadavérique faite par M. le docteur Labrousse, sur dix noirs qui ont succombé dans l'espace de douze heures à l'épidémie de l'île de Bourbon.

Après la mort, le corps, sans apparence de putréfaction, était généralement amaigri et décharné, quoique la constitution des malades fût assez robuste.

Le cerveau ne présentait aucune altération chez les uns; chez d'autres au contraire sa substance était plus molle que dans l'état ordinaire; le sinus longitudinal était gorgé de sang, et les ventricules supérieurs contenaient une petite quantité de sérosité sanguinolente.

Les poumons étaient intacts; le péricarde renfermait peu de sérosité: le cœur était un peu plus gros que dans l'état ordinaire: les vaisseaux coronaires étaient toujours gorgés d'un sang très-noir; le ventricule gauche était vide, et le droit ordinairement rempli d'un sang noir et coagulé; aucune adhérence n'a été observée dans cette cavité.

L'épiploon gastro-colique et la surface extérieure des intestins et du mésentère offraient une légère phlogose et une grande réplétion de leurs vaisseaux.

La vésicule du fiel, très-distendue, contenait une bile noirâtre et épaisse; les canaux hépatique, cystique et cholédoque avaient doublé de volume. La rate, le pancréas et les reins n'offraient rien de particulier. La vessie était extraordinairement contractée et dans un état de vacuité parfaite. Nous avons trouvé l'estomac distendu par des gaz : chez plusieurs il était vide; chez d'autres il contenait un liquide visqueux blanchâtre, grisâtre, et des vers. La membrane muqueuse gastro-intestinale était saine chez quelques individus, tandis que, chez d'autres, elle présentait une phlogose intense, augmentant depuis le pylore jusqu'au rectum. Les autres tuniques participaient à l'inflammation, excepté celles du jejunum et de l'iléon : leur cavité contenait un liquide séro-purulent et quelquefois des vers lombrics.

L'ouverture de dix autres noirs morts dans les quatre premiers jours de leur maladie, après des vomissemens et des selles de matières hétérogènes, accompagnés de cardialgie et de coliques, nous ont présenté à-peu-près les mêmes phénomènes dans les trois cavités splanchniques, si ce n'est que la phlegmasie était plus intense. Des taches gangréneuses se sont alors offertes à notre vue dans les intestins grêles; les matières contenues dans leur cavité étaient les mêmes que celles des déjections.

Tels sont les résultats des recherches faites dans les cadavres. Mais qu'en ont conclu les observateurs qui nous les ont transmises ? Dans l'Inde, les médeçins anglais ont considéré cette maladie comme spasmodique et nerveuse; à l'île Maurice, M. le docteur Michel l'a prise pour une affection typhoïde; et à Bourbon, M. Labrousse y a vu une espèce de fièvre ataxo-adynamique. M. le docteur Gravier, médecin du gouvernement à Pondichéry, est le seul qui ait fait de cette maladie une gastrite, quoique cette analogie ait dû se présenter à l'idée de tout médecin placé sur le theâtre de cette épidémie. L'état de l'estomac et des intestins annonçait-il donc une véritable phlegmasie de ces organes, et les malades sont-ils morts réellement d'une gastro-entérite ?

Les ouvertures de cadavres disent bien ce qui s'est passé dans les derniers temps de l'existence, mais indiquent-elles ce qui a lieu à l'origine, ou dans l'état des maladies ? L'inspection anatomique ne nous montre plus les organes tels qu'ils étaient pendant le premier stade morbide, le plus important à connaître, puisqu'il constitue primitivement la maladie, et que c'est alors que les médicamens peuvent être appliqués avec le plus de succès. Plus tard l'affection pathologique n'est plus la même; elle a dégénéré ; la tendance vers la mort, et enfin la cessation de l'action organique, amènent des changemens plus ou moins étrangers à la nature propre de la maladie dans son état de vigueur.

Est-il donc vrai qu'une rougeur plus ou moins étendue soit un état décidément mortel ? Ne voit-on pas guérir des ruptures de vaisseaux et des suppurations au cerveau, des abcès au foie, et jusqu'à des ulcérations dans les poumons ? Mais que dis-je ! n'avons-nous pas, dans les hernies, des exemples nombreux de l'inflammation la plus intense, suivie du sphacèle, et de l'exfoliation même d'une portion considérable du canal alimentaire, sans que les malades aient succombé ? N'a-t-on pas pratiqué des invaginations et des sutures aux intestins, pour remédier à leur perte de substance, et les malades n'ont-ils pas souvent recouvré la santé ? Or, des états si graves et des procédés si périlleux ne donnent pas constamment la mort; et on l'attribuerait dans tous les cas à une simple rougeur qui peut être produite par la seule inertie des vaisseaux capillaires. De ce que je viens de dire on aurait tort de conclure que je suis ennemi de la médecine physiologique, ou que je veux en attaquer les principes. Je déclare, au contraire, que la doctrine de l'irritation me paraît plus en rapport avec les propriétés de nos organes, et je pense que la pathologie organique conduit à des conséquences exactes bien propres à perfectionner l'étude et le traitement des maladies.

Quoique le mot irritation laisse encore à desirer, il exprime mieux que tout autre l'état qui précède immédiatement le développement de l'appareil inflammatoire. L'inflammation suppose toujours une irritation préexistante ; mais elle n'en est pas le résultat nécessaire, parce que celle-ci varie en raison de la cause irritante, et selon la nature des parties irritées. Par exemple, lorsque la cause est morale, elle peut n'affecter que la partie nerveuse de l'organe; et alors il n'y a pas, au moins primitivement, inflammation, tandis que, d'un autre côté, la douleur semblerait annoncer qu'elle existe. Si l'irritation ne porte pas immédiatement sur les vaisseaux sanguins, les phénomènes ordinaires de l'inflammation pourront aussi ne pas se développer. L'ingénieuse comparaison de l'aiguillon est exacte pour tous les cas où le travail inflammatoire succède ; mais il en est où la présence du corps étranger ne donne lieu ni à la phlogose ni à la suppuration, et cela est encore plus fréquent dans les irritations intérieures qui ne dépendent pas d'une cause mécanique. L'inflammation n'est-elle pas d'ailleurs susceptible de se dissiper spontanément, ou par des moyens autres que les antiphlogistiques proprement dits ? Ce n'est pas sans raison qu'on a admis la propriété des remèdes résolutifs, discussifs et répercussifs ; or, ces médicamens sont tous doués d'une certaine énergie, et notamment les derniers. Cependant on ne saurait contester que ces remèdes ne puissent, dans certains cas, être fort utiles, soit pour prévenir l'inflammation, soit pour arrêter dès l'origine ses progrès et ses fâcheux résultats. Certainement la médecine serait plus puissante, si nous avions les moyens de résoudre, de *discuter* ou simplement de déplacer à volonté une inflammation qui menace de désorganiser un viscère essentiel à la vie. Mais si les procédés que nous employons à cet effet ne sont pas toujours efficaces, ils réussissent au moins quelquefois, sur-tout dans le traitement des maladies externes. Enfin, de ce que ces moyens n'ont pas toujours produit le changement qu'on en attendait, il ne faudrait pas conclure que l'état inflammatoire ne cède jamais à leur action, et même à celle de substances qui nous paraîtraient avoir des propriétés contraires. Il y a un bien grand intervalle entre les émolliens et les répercussifs, et cependant l'inflammation proprement dite est avantageusement combattue par ces deux genres de médicamens opposés. N'est-il pas souvent arrivé que des substances excitantes, évacuantes, &c. administrées à l'intérieur, ont elles-mêmes opéré les résolutions ou les révulsions les plus salutaires! L'application de ces moyens est sans doute délicate, et parfois même dangereuse; mais il n'est pas moins vrai que l'inflammation ne succédant pas toujours à l'irritation, celle-ci n'exige pas par elle-même l'effusion du sang, soit par la lancette, soit par les sangsues, &c.

La nature des moyens employés pour la guérison du choléra, ne s'oppose pas moins à ce qu'il soit exclusivement considéré comme une phlegmasie. En effet, si cette maladie n'est autre qu'une gastrite ou une gastro-entérite, comment se fait-il qu'on ait tant de fois arrêté sa marche, qu'on ait fait cesser en si peu de temps tous les accidens et guéri complétement les malades, par la seule administration des médicamens excitans, tels que l'éther, le laudanum, &c.! On pourra objecter que le nombre des décès a surpassé celui des guérisons ; mais combien de malades n'ont pas été secourus, ou l'ont été trop tard! combien sont morts après avoir été traités par les médecins bengalis, qui ne prescrivaient ni éther, ni laudanum! Quelque considérable qu'ait été d'ailleurs la quantité des victimes, il reste toujours démontré que beaucoup de malades, dans l'état le plus fâcheux, ont été rendus à la santé par l'éther et l'opium; et il n'est pas probable qu'on eût obtenu tant et de si prompts succès par ces moyens, si la maladie eût été primitivement une phlegmasie de la membrane muqueuse gastro-intestinale. Le choléra est sans doute une maladie très-voisine de la gastrite ; mais ces deux affections sont-elles les mêmes? Le choléra-morbus oriental donne souvent la mort en deux, quatre ou six heures. De toutes les phlegmasies, il n'en est aucune qui fasse périr les malades en si peu d'instans; les substances même les plus corrosives n'occasionnent pas une mort aussi prompte. Au surplus, on affirme qu'on ne trouvait aucune trace d'inflammation dans le canal alimentaire de ceux qui avaient été comme foudroyés par la maladie.

Une particularité assez remarquable dans cette affection, c'est que la bile, qui se montre rarement dans les matières rendues par le vomissement ou par les selles, ne se trouve pas non plus, après la mort, dans le canal alimentaire. Le cours de la bile est également supprimé dans l'ictère spasmodique : les malades rendent aussi, dans ce cas, des excrémens blanchâtres; et l'on a même trouvé, dans les intestins des ictériques, une matière argileuse, semblable à celle que l'on dit avoir rencontrée dans les sujets morts du choléra-morbus de l'Inde.

Le premier stade de cette maladie paraît essentiellement nerveux ou spasmodique. Il est vrai que les nerfs, dont on a beaucoup étudié, dans ces derniers temps, la structure et les fonctions, n'ont encore décélé, par aucune altération de leur tissu, la manière dont ils peuvent être lésés dans les maladies les plus violentes et les plus dangereuses. S'ensuit-il qu'ils soient absolument passifs dans toutes les affections pathologiques? Qui peut douter que le pneumo-gastrique et le trisplanchnique, qui président aux fonctions des organes intéressés dans la maladie qui nous occupe, ne participe, d'une manière quelconque, au trouble qui les affecte? Les douleurs aiguës que ressentent les malades en sont une preuve suffisante; et, puisque les nerfs sont les conducteurs du sentiment et du mouvement, c'est aussi par eux que le spasme, se communiquant des viscères abdominaux au diaphragme et jusqu'au cœur, ralentit et abolit enfin l'exercice de la respiration et de la circulation. Peut-on autrement se rendre raison de la mort foudroyante qui arrive dans l'espace de quatre ou deux heures, et qu'on affirme même ne s'être pas fait attendre plus de vingt minutes. Je regarde donc ces nerfs principaux et leurs ramifications, comme étant le siége du spasme des organes gastriques, qui constitue la première période de cette maladie. Et, en effet, le spasme domine à son origine, comme le prouvent les différens symptômes que nous avons énumérés. Si, par l'action des remèdes ou les seuls efforts de la nature, le malade revient à la santé, tout indique aussi la solution du spasme et le retour à l'état paisible et naturel des fonctions. Les coliques sont moins vives, les vomissemens plus rares, les selles moins fréquentes ; la chaleur se rétablit ; le sommeil s'empare du malade ; la moiteur, la sortie de l'urine, les déjections bilieuses, annoncent à-la-fois la cessation de l'état spasmodique de la peau, des organes urinaires, et des canaux excréteurs de la bile.

Le mordéchi serait donc primitivement nerveux ou spasmodique, et l'on ne saurait concevoir autrement sa guérison presque instantanée par la seule administration des antispasmodiques et des anodins. Il a paru plus violent sur les Indiens, peut-être parce qu'ils sont d'une complexion plus nerveuse et moins robuste que les Européens. Quoi qu'il en soit, si la maladie se prolonge, le danger est plus grand. Pison dit aussi : *Si ante viginti quatuor horas non evadunt, succumbunt.* Après ce terme, il s'est opéré une conversion ; les phénomènes de la maladie ne sont plus absolument les mêmes ; on peut observer des symptomes d'adynamie, mais je ne pense pas que cet état constitue une pyrexie quelconque. Dans ces cas, la maladie n'était pas purement spasmodique, ou elle a consécutivement dégénéré en une phlegmasie de la membrane digestive. Alors, inflammation subsistant après la cessation du spasme, donne facilement lieu aux altérations organiques que l'on observe dans les phlegmasies. Ainsi le mordéchi, primitivement nerveux ou spasmodique, peut se convertir ensuite en une phlegmasie gastro-intestinale.

Thérapeutique.

Le traitement des maladies dont le cours est très-rapide, ne comporte aucune temporisation ; et de toutes les affections pathologiques, le mordéchi est peut-être la plus aigue. Sans doute les médecins appelés à donner des soins aux premiers malades atteints par cette épidémie, ont pu hésiter dans le choix des moyens thérapeutiques. On a cherché à apaiser les vomissemens par les différentes liqueurs alcooliques, et par l'emploi de la fameuse drogue amère de l'Inde; on a administré l'ammoniac, le calomel, divers purgatifs et même des vomitifs. L'apparition de la bile dans les déjections étant un signe favorable et qui annonçait une terminaison heureuse, on croyait imiter la marche de la nature, en prescrivant des cathartiques, et l'on oubliait que, pour que les évacuations soulagent et soient vraiment critiques, il faut aussi qu'elles aient lieu *debito tempore*. Administrer des évacuans lorsque les évacuations ne sont déjà que trop fréquentes et trop abondantes, n'est-ce pas épuiser encore par les médicamens les forces du malade et hâter le développement de la phlegmasie qui succède ordinairement au spasme. Mais rien ne peut justifier l'action des vomitifs, même de l'ipécacuanha; c'est la plus fausse et la plus funeste application de ce dangereux axiome, *vomitus vomitu curatur :* aussi ces remèdes n'ont fait en général qu'ajouter à l'intensité et à la gravité des accidens.

L'invasion soudaine et la violence des symptomes du mordéchi, feront toujours beaucoup de victimes, avant que les secours de la médecine aient pu être administrés, et opérer un changement favorable. Le spasme, qui a lieu au début de la maladie, peut, comme nous l'avons dit, donner la mort la plus prompte, en se communiquant au cœur et en arrêtant ainsi la circulation. D'un autre côté, MM. Deville, Saint-Yves, &c. ont fait cesser presque tout-à-coup les accidens les plus formidables, au moyen de l'éther et de l'opium. Un résultat aussi instantané de ces médicamens, *indicatio à remediis*, prouve, à n'en pouvoir douter, que cette maladie n'était à son début que spasmodique ou nerveuse.

Dans le choléra-morbus d'Europe, les délayans, les adoucissans, composent, dans la plupart des cas, presque tout le traitement. Cependant des médecins, considérant cette maladie comme purement inflammatoire, ont conseillé la saignée. Ce n'est pas tout d'indiquer des moyens de guérison, il faut qu'ils puissent être mis en usage. On a pu pratiquer impunément la saignée dans le choléra-morbus d'Europe; mais cette opération, le plus souvent inutile, ne serait pas toujours sans danger, et, par exemple, lorsque le choléra est occasionné par des alimens pris en trop grande quantité, ou d'une qualité indigeste. Mais lorsque la maladie a toute sa violence comme au Bengale, le malade est réduit en peu d'heures à l'état le plus déplorable; le pouls est petit, débile au point de n'être plus perceptible; la respiration se ralentit de plus en plus; les déjections sont involontaires; un froid glacial est répandu sur toute l'habitude du corps. Faut-il saigner dans des cas semblables? La saignée n'est même pas alors praticable, et des observateurs impartiaux nous ont appris qu'en vain on y avait eu recours et que le sang ne coulait pas. Pour pratiquer avec succès cette opération, il faut que le malade conserve ou ait repris un peu de chaleur, et que le mouvement du cœur et des artères se fasse au moins sentir. N'est-on pas forcé d'en agir ainsi dans les blessures même les plus graves, dans l'asphyxie par submersion, &c. Il suit de là que lorsque le corps est froid, la respiration lente et le pouls imperceptible, il serait bien pernicieux de tirer du sang, s'il était encore possible d'y parvenir. Il faut donc s'en tenir alors aux remèdes qui ont été pris avec succès dans de telles circonstances, et remettre la saignée au moment où la réaction portant la chaleur à la circonférence, rend une plus grande activité aux organes respiratoires et au système sanguin.

Néanmoins, si l'on doit commencer par combattre le spasme, on doit en même temps songer à éviter la phlegmasie. Pour cela il faut garder un juste milieu, en faisant en quelque sorte un traitement mixte ou composé. Ainsi, on administrera dabord les adoucissans et les antispasmodiques, qui dispenseront de tout autre moyen, s'ils sont suivis de succès; tandis qu'on renoncera à leur emploi, s'ils ne produisent aucun bon résultat, et l'on s'attachera dès-lors aux émolliens, aux antiphlogistiques, aux révulsifs, en un mot au traitement de la phlegmasie gastro-intestinale.

Il n'est pas étonnant que les malades vomissant à chaque instant, et rejetant ainsi les diverses boissons qu'on leur présente, on ait imaginé qu'on ferait cesser les vomissemens en les privant de boire. J'ai vu mettre en pratique ce faux principe, dont on ne tarda pas à être désabusé. On doit pourtant convenir qu'en remplissant de liquides, coup sur coup, l'estomac, on favorise le retour et la continuité des vomissemens. Dans les pays équatoriaux sur-tout, cet organe supporte mal un grand volume de boissons délayantes, chaudes. Les Indiens, soit par préjugé, soit par dégoût, refusent toutes nos infusions et nos tisanes. Quoi qu'il en soit, les substances mucilagineuses, gommeuses, gélatineuses, doivent être données en boissons et en potions, en même temps que les antispasmodiques. On prendra de préférence ces derniers remèdes parmi ceux que l'on a appelés *diffusibles*, tels que la liqueur d'Hoffmann, ou l'éther sulfurique, qui a déjà si bien réussi. Ce genre de médicamens ne conviendrait pas sans doute dans une véritable phlegmasie; mais il paraît aussi qu'on en a exagéré le danger : puisque leur action est, en quelque sorte, fugitive, ils ne peuvent pas avoir les mêmes inconvéniens que ceux dont l'effet est fixe ou persistant.

Les médecins de Manille n'ont pas eu recours à l'éther; ils associaient le camphre à l'opium. Voici la formule qu'ils avaient adoptée, et qui fait partie de l'instruction publiée dans cette colonie, en proie au choléra-morbus,

Camphre, quatre grains.
Laudanum, gouttes LXXX.
Esprit de vin rectifié, une once.

Mêlez le tout avec une égale quantité d'eau bouillante.

Cette mixture était prise en une seule dose, qu'on

réitérait toutes les six heures, jusqu'à ce qu'on aperçût de la diminution dans les principaux symptômes.

On ne prescrivait que la moitié de cete dose, de trois en trois heures, aux malades dans l'état de faiblesse.

Les potions éthérées et laudanisées remplissent complétement l'indication qu'on se propose, et le camphre me paraît ici superflu, sinon dangereux. Cette substance âcre et brûlante, en contact avec la membrane muqueuse de l'estomac, peut sur-tout favoriser le développement de la phlegmasie, qu'on doit chercher à éviter; et puisque ce remède a pu être administré impunément, et même avec succès, c'est un nouveau motif de croire que la maladie est spasmodique et non pas inflammatoire, à sa première période. La quantité de laudanum que les médecins de Manille faisaient prendre tout-à-la-fois, me paraît trop considérable; je craindrais qu'une dose si forte ne contribuât à produire l'engorgement des vaisseaux du cerveau, l'assoupissement et le délire.

Si, après avoir administré quelques doses d'éther, le malade n'a pas éprouvé de soulagement, on ne doit pas balancer à lui associer une préparation opiacée, telle, par exemple, que le laudanum. On connaît les heureux effets de ce médicament dans le traitement du choléra-morbus d'Europe, lorsqu'on a laissé un libre cours aux évacuations pendant un certain temps. Il fait cesser le spasme de l'estomac, produit un mouvement d'expansion qui amène la diaphorèse, et, si le sommeil a lieu, le malade se réveille dans un état bien plus rassurant. Pison dit aussi : *adeò nihil tutum, ni somnum omni industriâ concilies.* Je ne crois même pas qu'il soit à craindre de faire prendre séparément l'opium sous forme liquide ou solide; et je conseillerai de préférence la solution aqueuse d'extrait d'opium dans un liquide mucilagineux, l'action narcotique de cette substance ne pouvant se développer tant que le spasme est le plus fort, comme on en a la preuve dans le traitement de plusieurs autres maladies convulsives. L'opium de Rousseau, don l'action est plus douce, parce qu'il est dépouillé de la partie résineuse, mériterait, par ce motif, la préférence. N'est-il pas d'ailleurs des cas où l'opium, en dissipant l'irritation, prévient lui-même l'état inflammatoire qui en serait la suite ! Encore une fois, c'est le spasme et non pas l'inflammation qui tue en deux, quatre ou six heures. Au reste, l'emploi de ces remèdes ne saurait empêcher de remplir concurremment d'autres indications.

Ainsi, tous les moyens de dissiper ou de déplacer le spasme, de modérer la violence des douleurs, et de s'opposer au mouvement de concentration, de congestion, qui se porte sur les organes intérieurs, doivent être promptement mis en pratique. Au nombre des applications externes qui peuvent atteindre ce but, les bains d'enveloppe me paraissent sur-tout devoir inspirer quelque confiance, puisque le spasme s'est d'abord fait sentir à la surface, et que son effet immédiat est d'anéantir en peu de temps la caloricité nécessaire au maintien de la vie. Qu'y a-t-il de plus propre à faire succéder un mouvement d'expansion à la force de condensation qui se dirige vers le centre épigastrique, ou les nerfs qui en dépendent ! Je voudrais augmenter encore l'action des bains d'enveloppe en faisant dissoudre dans l'eau chauffée à la température de 30° à 32°, une assez forte proportion de deuto-chlorure de sodium (sel marin), pour stimuler d'autant plus l'organe cutané. Les pédiluves sinapisés, les sinapismes, les vésicans et le cautère actuel sont au surplus les révulsifs auxquels on doit avoir recours. Les frictions long-temps continuées à la surface du corps, sont elles-mêmes très-propres à entretenir ou à rappeler la chaleur et à procurer une répartition plus égale de la sensibilité. Mais les frictions sèches avec un linge chaud ou une étoffe de laine, sont, je crois, préférables à celles qu'on pratique avec des liquides, même spiritueux, qui produisent encore du froid par leur évaporation.

Comme il importe, dans cette cruelle maladie, d'agir sur-le-champ pour obtenir un prompt résultat, l'application immédiate de l'eau bouillante à la face dorsale des pieds a été substituée aux autres vésicans et rubéfians dont l'effet est plus lent. Il paraît que dans cette dernière épidémie, on aurait négligé la pratique, si familière aux Indiens du temps de Thévenot et de Dellon, de cautériser la plante des pieds avec un fer rouge, procédé dont ce dernier avait tellement reconnu l'efficacité, que, dans la relation de son voyage aux Indes, il assure avoir été lui-même atteint de cette terrible maladie, et en avoir été guéri par ce mode de cautérisation.

On doit espérer que la cardialgie, les vomissemens, les crampes, en un mot que les symptomes qui dépendent principalement du spasme, céderont à l'emploi des adoucissans, des antispasmodiques, des hypnotiques et des révulsifs. Ainsi, dans la première période, le malade succombe à l'état nerveux et convulsif, ou les accidens se dissipent comme on l'a vu par les faits particuliers que j'ai rapportés, et la santé se rétablit à l'aide d'un régime doux et modéré.

Tel fut aussi le mode de traitement que suivirent en partie M. le docteur Huet, sur la frégate du Roi *la Cybèle*, et M. le docteur Lefèvre, sur *la Cléopâtre*. Le 14 août 1817, le premier de ces bâtimens, naviguant dans les mers de Chine, relâcha à Malac, où l'on acheta divers rafraîchissemens pour l'équipage. Le 18, on mit sous voile, et l'on continua de faire route dans le détroit. Le quatrième jour du départ, plusieurs marins éprouvèrent, pendant la nuit, de fortes coliques, promptement suivies de vomissemens et de déjections alvines qui les obligèrent de quitter le quart. La violence des accidens, la pâleur de la face, la petitesse du pouls, le froid des extrémités et la chute des forces donnèrent les plus vives inquiétudes. Toutefois ne pouvant, à de pareils symptomes, méconnaître l'existence d'une irritation fixée sur les organes digestifs, M. Huet eut recours aux boissons adoucissantes et mucilagineuses; il employa les lavemens d'eau de riz, de graine de lin, et fit faire des embrocations huileuses sur le ventre. Ces moyens suffirent quelquefois pour calmer les douleurs et modérer les évacuations; mais si la violence des accidens ne diminuait pas, M. Huet administrait alors avec succès l'éther et l'opium.

Ce fut le 22 janvier 1822, que la frégate du Roi *la Cléopâtre* jeta l'ancre sur la rade de Manille, îles Philippines. Le 30, le choléra se manifesta à bord, et les jours suivans le nombre des hommes attaqués de cette maladie se multiplia tellement, que, le 7, M. le chevalier Courson de la Ville-Hélio, commandant la frégate, ordonna le départ pour Macao. Le nombre des malades s'était rapidement élevé à trente-deux, et sept avaient succombé : huit jours après le départ, il n'y avait plus de nouveaux malades. On trouvera dans les observations que j'ai rapportées au commencement de ce mémoire, les détails du traitement prescrit par M. le docteur Lefèvre ; je me bornerai à rappeler ici une réflexion consignée dans son rapport : je ne pouvais, dit-il, insister long-temps sur l'usage des boissons adoucissantes, dont je n'obtenais pas d'effet sensible, et l'état alarmant des malades m'a forcé d'avoir promptement recours aux antispasmodiques diffusibles, aux sédatifs, &c.

Lorsque la cessation du spasme, caractérisée sur-tout par le retour de la chaleur, ne met pas fin à la maladie, les évacuations sont moins fréquentes ou supprimées; mais l'état du malade est toujours fâcheux ; l'épigastre et l'abdomen restent douloureux et tendus, et l'on doit présumer qu'il existe une phlegmasie concomitante ou consécutive de la membrane muqueuse gastro-intestinale. Il faut alors s'attacher à combattre cette disposition inflammatoire par des boissons adoucissantes, nitrées, légèrement acidules, par des applications émollientes sur le ventre, et enfin par des antiphlogistiques. Les évacuations sanguines ne m'ont pas paru pouvoir être pratiquées à l'origine de la maladie pendant la période de froid ; elles ne feraient qu'affaiblir encore la circulation et s'opposer au retour de la chaleur et à la réaction qui doit s'opérer pour le salut du malade. La saignée, dont on s'abstient communément dans le choléra-morbus d'Europe, quoique son issue soit d'ailleurs rarement fatale, pourrait déterminer à l'instant la perte du malade, dans une situation où la vie ne tient plus en quelque sorte qu'à un reste de chaleur. Mais lorsque les accidens ne sont plus essentiellement nerveux, c'est à tort que l'on considère la prostration des forces comme constituant la fièvre qu'on a appelée adynamique. La fièvre, s'il en existe, la faiblesse, la tension, la sensibilité de l'abdomen, &c. appartiennent alors à la phlegmasie de l'estomac et de l'intestin. Or, si le sujet est jeune, bien constitué, d'un sang européen, si la température du corps se soutient ou s'est rétablie, si les évacuations sont arrêtées, sans que l'état du malade s'améliore, l'apposition des sangsues ou des ventouses scarifiées (1) sur les parties voisines de la douleur contribuera efficacement à modérer l'irritation et à dissiper l'état inflammatoire des viscères abdominaux.

Il ne faut pas, au reste, abandonner l'usage des révulsifs, qui ne sont pas alors moins nécessaires que durant la première période. Ainsi les sinapismes aux pieds, les vésicatoires aux jambes ou aux cuisses, pourront être utilement employés. C'est alors aussi qu'on a pu obtenir de bons résultats des vésicans et même des escharotiques appliqués sur l'épigastre, au moyen d'une éponge imbibée d'acide nitrique. Néanmoins la cautérisation par le feu me paraît devoir être plus sûre et aussi efficace que l'action des acides minéraux.

Les bains tièdes peuvent encore trouver place dans le traitement de cette maladie : ils conviennent en général dans les affections douloureuses et inflammatoires des viscères

(1) J'ai dû citer ici les scarifications comme un des moyens de pratiquer localement la saignée, parce qu'il est constant que, dans plusieurs de nos colonies, il n'y pas de sangsues.

abdominaux; M. le docteur Labrousse a eu à se féliciter de leurs effets.

Le mordéchi était quelquefois compliqué par la présence des vers; mais le plus souvent les malades n'en ont pas rendu, et l'on en a rarement trouvé dans les cadavres. On ne saurait donc leur attribuer une part directe à la production de cet état pathologique, et ils ne fournissent par conséquent aucune indication particulière à remplir. Ce n'était pas sans doute dans cette vue que les médecins anglais ont fait usage du calomélas, mais parce qu'ils le croient propre à combattre l'irritation et l'état inflammatoire. L'acuité de cette maladie ne permet pas de compter sur la salivation, qui leur paraît, en général, une des conditions importantes de l'action de ce médicament, dans les affections contre lesquelles ils en font habituellement usage. Toutefois, lorsque les malades ont rendu des vers, il est rationnel de joindre le muriate mercuriel doux aux purgatifs qu'on croirait utile d'administrer, lorsqu'il n'existe plus de signes d'inflammation.

Contagion, Prophylaxie.

La partie de la médecine qui a pour objet de prévenir les maladies, n'est pas la moins utile ni la moins importante. Elle trace aux individus des préceptes à suivre, pour se soustraire aux maux qui les menacent isolément; elle s'élève aux plus hautes considérations physiques et politiques, pour détourner ou arrêter les ravages des maladies populaires, qu'elles soient épidémiques ou contagieuses. Comment cet art conservateur resterait-il inactif dans ces grandes calamités? Lors même que les mesures qu'il propose seraient inefficaces ou superflues, elles auraient encore le grand avantage de rassurer la multitude, d'entretenir ses espérances, et de lui faire entrevoir la fin des maux qui l'affligent ou qu'elle redoute.

Le mordéchi ou choléra-morbus du Bengale est-il contagieux ou simplement épidémique ? On ne peut lui refuser ce dernier caractère; mais a-t-il en même temps manifesté la propriété de se propager par contagion ? Dans l'examen de cette question, il faut d'abord se prémunir contre la similitude des mots, qui conduirait à une seule conséquence. Ainsi le choléra-morbus en Europe n'est certainement pas contagieux; et cette question ne fut même pas proposée lors de l'épidémie dont Sydenham nous a laissé l'histoire, ni aux autres époques où la même maladie régnait aux Indes orientales. Mais il est en même temps vrai que les médecins qui ont admis la contagion de cette maladie, ne l'ont pas considérée comme un choléra, et qu'ils l'ont rangée parmi les fièvres adynamiques ou les typhus. Cette classification ne nous a pas paru suffisamment justifiée, et nous ne voyons pas plus ici de fièvre essentielle, que dans le choléra-morbus de nos contrées.

Les médecins anglais à Calcutta, à Madras, n'ont pas cru que cette maladie fût contagieuse, en ce sens qu'elle ne leur a pas paru se communiquer par le contact. A l'île Maurice, où elle éclata à l'époque de l'arrivée de la frégate de S. M. britannique *la Topaze*, en novembre 1819, ils ont été divisés d'opinions. Sur les frégates *la Cybèle* et *la Cléopâtre* il ne s'est présenté aucun motif d'admettre la contagion du choléra-morbus. Il ne faut pas oublier néanmoins que ce dernier bâtiment n'avait pas cette maladie à bord, lorsqu'il mouilla à Manille, et qu'elle cessa bientôt dès qu'il en fut parti. Cependant, instruite de bonne heure des ravages que l'épidémie exerçait à Maurice, l'autorité supérieure dans la colonie française de Bourbon ne négligea aucune précaution pour s'opposer à l'introduction de cette maladie; mais elle sut franchir toutes les barrières et parvint à y pénétrer. Elle y fut, dit-on, portée par des individus qui y avaient été débarqués clandestinement. Quoi qu'il en soit, le désastre de Maurice avait donné l'éveil, et, en cherchant à éviter le mal, on avait porté la prévoyance jusqu'à s'occuper de ce qui serait à faire, si l'on ne pouvait s'en garantir. Un lazaret avait été disposé à cet effet, et les malades de Saint-Denis furent successivement transférés dans cet asile. On établit en même temps un cordon autour de cette ville; les colons des lieux environnans s'interdirent aussi toute communication avec elle, et la maladie commença et finit dans son enceinte. Non-seulement elle ne se répandit pas dans les autres parties de l'île; mais le nombre total des malades ne fut que de deux cent cinquante-neuf, tandis qu'à Maurice il s'éleva jusqu'à vingt mille. On a donc pu regarder la maladie de Bourbon comme contagieuse, puisque la séquestration semblait en avoir borné et arrêté les progrès.

Si de pareilles dispositions eussent été prises à l'île Maurice, au moment même de l'invasion de la maladie, elle n'eût peut-être pas été si meurtrière. Lorsqu'on n'adopte pas une mesure, on ne sait quel en eût été le résultat, et l'on n'est pas fondé à dire qu'elle était inutile. Une maladie épidémique est-elle toujours la même? ne peut-elle pas être plus ou moins modifiée par la différence des lieux où elle vient s'établir, et par beaucoup d'autres circonstances? On veut faire de la contagion un phénomène simple, invariable et constant dans ses effets : moi, je le crois, au contraire, très-complexe, très-variable en lui-même et dans ses produits. On a observé, par exemple, que le choléra-morbus était moins funeste dans les lieux élevés et sous une basse température. Je ne doute pas non plus que beaucoup de maladies simplement épidémiques à leur origine, ne finissent par acquérir la propriété de se communiquer par contagion, lorsque la quantité des malades et des morts est très-considérable. Si une agglomération d'un certain nombre d'hommes bien portans suffit pour faire éclore parmi eux des maladies très-graves, comment l'état des malades ne s'aggraverait-il pas en raison, pour ainsi dire, de leur multiplicité? Ainsi, en supposant que le choléra-morbus ou mordéchi ne soit pas toujours contagieux, il pourrait encore revêtir ce caractère dans certains cas, dans quelques localités, ou par une plus grande réunion des causes qui le produisent. La petite vérole n'est pas contagieuse pour les individus vaccinés; mais plusieurs exemples ont déjà prouvé que, lorsqu'elle règne épidémiquement, elle peut attaquer, quoique d'une manière irrégulière et presque sans péril, des personnes soumises précédemment à l'insertion du vaccin. Tout en niant, mais avec restriction, la contagion du choléra, les médecins anglais rapportent que les troupes atteintes de ce mal le communiquaient aux habitans des villes qu'elles traversaient; et ils ajoutent qu'un corps d'armée ne tardait pas à en être délivré, lorsqu'il se partageait en plusieurs détachemens.

Rien dans les phénomènes ni dans la nature du mordéchi ne paraîtrait susceptible de le transmettre d'un individu à un autre. En effet, le spasme en constitue la première période, et nous n'avons pu voir dans la seconde qu'une phlegmasie gastro-intestinale. Or, qu'y a-t-il de contagieux dans le spasme, ou dans un état inflammatoire ? Il est vrai qu'on ne saurait admettre la contagion du spasme, autrement que par l'exemple ou par l'imitation. Mais n'est-il pas constant que, dans plusieurs maladies éminemment contagieuses, et, par exemple, dans celles que l'on a appelées fièvres des hôpitaux, des vaisseaux, des prisons, on trouve communément, après la mort, des désordres produits par l'inflammation. Il est bien probable que les typhus nosocomial, naval et carcéraire ne cesseront jamais de passer pour contagieux. Le caractère inflammatoire d'une maladie n'exclut donc pas nécessairement la contagion; et l'on a remarqué plusieurs fois que les miasmes septiques avaient porté leur première impression sur l'estomac et les intestins.

Comme aux époques de l'importation par mer d'une autre maladie, on voit ici l'explosion du choléra-morbus coïncider avec l'arrivée des bâtimens. Il éclate à Maurice, presque au moment du mouillage de la frégate de S. M. B. *la Topaze;* et lorsqu'il paraît à Bourbon, c'est encore à la suite d'un débarquement de plusieurs hommes qui s'introduisent furtivement dans cette île. Il est possible que, sans ces communications, le choléra-morbus n'eût pas pénétré dans les îles de Maurice et de Bourbon. Cela supposerait l'existence, sur ces bâtimens, d'un principe matériel capable de propager la maladie; elle ne pourrait ensuite se répandre dans la population sans sortir de ses premières limites, ou, si l'on veut, du foyer d'infection: donc ce foyer est, quoi qu'on en dise, susceptible de s'étendre ou de se multiplier. Au reste, l'infection, quel que soit le sens que l'on donne à ce mot, suppose déjà l'existence d'une maladie transmissible d'une manière quelconque, sinon par le contact.

M. le docteur Labrousse a suivi presque pas à pas, et de maison en maison, la marche de la maladie depuis le lieu du débarquement jusque dans l'intérieur de la ville de Saint-Denis, et il nous montre qu'elle a employé dix-sept jours à parcourir une distance de 150 toises. Il rapporte que deux noirs malades ayant été transportés au lieu dit le Chaudron, la maladie pénétra dans deux habitations et attaqua dans l'une six noirs et deux dans l'autre. Les habitans de ce lieu, effrayés de ces événemens, isolèrent de suite ces individus, et par-là arrêtèrent les progrès du mal dans cette partie de l'île. Chez la femme Mamedy, dit encore ce médecin, un noir, pêcheur, est frappé de la maladie : la négresse avec laquelle il vivait lui donne des soins pendant le peu de temps qu'il a encore à exister : à peine a-t-il les yeux fermés, qu'elle revient chez son maître, éloigné d'un quart de lieue de l'endroit où le noir était mort ; elle est atteinte de la maladie le lendemain, et la communique à un noir de la maison et à un esclave du voisinage.

Le même médecin raconte que des prisonniers de la geole, chargés du transport des malades et des cadavres, sont morts dans l'exercice de cet emploi ; qu'au lazaret, deux infirmiers seulement ont échappé à la contagion ; que, dans l'hôpital, des individus attaqués du choléra-morbus, avaient communiqué leur maladie à des servans et à plusieurs autres malades. Il termine en demandant par quel prodige, si cette affection n'était qu'épidémique, quelques hommes armés pour s'opposer à ce qu'on traversât la ligne du cordon, ont-ils suffi pour empêcher que le mal n'étendît plus loin ses ravages ?

Le fait que je vais rapporter est un autre exemple de l'efficacité des mesures sanitaires contre les atteintes de cette maladie. En 1822, les approches du choléra déterminèrent M. de Lesseps, consul de France à Alep, à se réfugier, avec tous ceux qui voulurent l'accompagner, dans un jardin, à quelque distance de la ville. Son asile étant clos de murs et entouré d'un large fossé, il n'y laissa que deux portes, une pour l'entrée et l'autre pour la sortie : tant que dura le fléau, il n'admettait rien du dehors, sans le soumettre aux précautions observées dans les lazarets. Cette colonie d'au moins deux cents personnes, et composée non-seulement de Francs plus ou moins acclimatés, mais encore de plusieurs naturels, n'eut pas un seul malade, tandis qu'en dix-huit jours la maladie fit périr quatre mille personnes dans la ville.

D'après ce qui précède, attribuera-t-on à la maladie qui nous occupe une propriété contagieuse ? Si ces considérations ne sont pas assez convaincantes, si elles laissent de l'incertitude dans les esprits, c'est que la question ne comporte guère une solution plus complète ni plus positive. Mais en examinant la proposition inverse, c'est-à-dire, la non-contagion, on ne la trouve pas plus solidement établie, et l'on reste également dans le doute. Quel parti le medecin doit-il alors embrasser ? Il s'écriera avec l'orateur romain : *Valeant cives mei, valeant; sint incolumes!* &c.; et, renonçant à la vaine prétention de tout concevoir et de tout expliquer, il ne consultera plus que la sûreté publique.

Ce ne sont pas, comme nous l'avons déjà dit, les maladies contagieuses seulement qui réclament les secours de l'hygiène ou d'une bonne police médicale. Les épidémies tiennent aussi à des causes générales, qui affectent une portion plus ou moins considérable de la population, et elles nécessitent presque toujours des mesures qui sont du ressort de l'autorité administrative. Enfin les maladies sporadiques même ont leur prophylaxie, et, dans l'histoire des affections pathologiques, le médecin ne se borne pas à exposer les moyens de les guérir; il doit encore en indiquer le traitement préservatif. Mais comment prévenir ou arrêter les ravages d'une maladie qui, comme le choléra-morbus, éclate tout-à-coup et donne la mort en si peu d'instans! Il me semble qu'ici le danger est trop grand, trop imminent, pour permettre de longues discussions sur le caractère contagieux ou non contagieux de la maladie. Il faut agir promptement; et pour parvenir plus sûrement au but, on ne doit pas craindre de le dépasser.

Pourquoi tant de prévention contre les lazarets et les quarantaines! Voyez si le régime sanitaire qu'on suit à Marseille avec une scrupuleuse exactitude, y donne lieu à quelque clameur, et s'il n'est pas au contraire l'objet du respect et de la satisfaction du public. Faut-il rappeler ces temps déplorables où les maladies cutanées, la lèpre, l'éléphantiasis, étaient répandues en Europe, à tel point qu'il fallut construire un nombre prodigieux de maladreries ou léproseries! Qui pourrait douter que ces établissemens n'aient beaucoup contribué, par l'isolement des malades (*ne pars sincera trahatur*), à faire disparaître d'au milieu de nous cette plaie du genre humain! Maintenant l'esprit de système s'opposerait sans doute à l'exécution de cette grande mesure, en soutenant que ces maladies ne sont pas contagieuses: mais on ne peut ignorer qu'elles se perpétuent héréditairement dans les familles, et ce mode particulier de contagion ou de transmission n'est pas moins redoutable. On ne balança donc pas à renfermer, non pour quelques jours, mais pour toute leur vie, les malheureux atteints de la lèpre, et l'on réussit à purger le sang européen d'un virus dont nous pourrions être nous-mêmes infectés, sans la prévoyante sévérité de nos ancêtres. Cette législation rigoureuse, mais nécessaire, est encore en vigueur dans plusieurs de nos colonies où la lèpre est commune, sur-tout parmi les noirs ; et ce n'est qu'en empêchant la cohabitation des malades avec les individus sains, qu'on a pu prévenir des générations successives d'êtres toujours souffrans, à charge à eux-mêmes et aux autres.

Ainsi le régime sanitaire prescrit par la loi du 3 mars 1822 et par l'ordonnance royale en date du 7 août suivant, serait en général applicable à la maladie qui nous occupe, si elle menace de s'introduire par des communications maritimes. L'exemple de ce qui s'est passé à Bourbon, l'heureuse conduite de M. Lesseps à Alep, permettent de croire qu'il ne serait pas impossible d'empêcher qu'elle se répandît parmi les habitans de nos villes maritimes. Elle trouverait peut-être plus de facilité à franchir par terre les limites de notre territoire ; mais alors l'isolement et la séquestration pourraient encore en ralentir la marche, en abréger la durée, et diminuer le nombre de ses victimes.

La précaution qu'il est instant de prendre dans une ville menacée d'une épidémie si funeste, serait donc d'ouvrir promptement un lazaret pour isoler les premiers malades : c'est la plus forte barrière que l'on puisse opposer aux maladies dont on redoute la contagion. Les médecins signalent en même temps à l'autorité et au public les causes probables de la maladie, et les moyens que chacun doit employer pour se soustraire, autant que possible, à leur influence. Enfin, si l'on n'a pas été assez heureux pour prévenir ou pour arrêter la propagation de la maladie, il ne reste plus qu'à imiter l'excellent ordre établi par les Anglais dans la ville de Madras, et dont je dois la connaissance à M. le docteur Conwel, membre du bureau de santé de cette résidence. Deux hommes par rue étaient chargés de transporter les malades dans des hôpitaux, multipliés au point qu'il y en avait un pour trois rues, afin que les secours nécessaires aux malheureux atteints par l'épidémie, leur fussent plus sûrement et plus promptement administrés.

CONCLUSION.

Des faits précédemment rapportés, de l'histoire et du traitement de cette maladie, on peut, je crois, déduire les corollaires suivans:

1.° Le mordéchi est le choléra-morbus, mais épidémique, plus rapide, plus violent, plus souvent mortel, et peut être transmissible.

2.° L'état spasmodique entrevu dans le choléra d'Europe, au début de cette maladie, est plus manifeste dans celui de l'Inde, et permet d'administrer d'abord des calmans et des révulsifs.

3.° Lorsque la chaleur du corps se maintient ou s'est rétablie, on doit exclusivement s'attacher à prévenir ou combattre la phlegmasie gastro-intestinale, par les antiphlogistiques, les révulsifs, &c.

4.° Il est dangereux pour les vaisseaux de mouiller et de séjourner dans un port naguère en proie au choléra-morbus épidémique, comme le prouve la relâche de la frégate *la Cléopâtre*, à Manille.

5.° Enfin, les mesures que prescrit le régime sanitaire ont paru prévenir l'invasion et arrêter les progrès du choléra-morbus oriental.

www.ingramcontent.com/pod-product-compliance
Ingram Content Group UK Ltd.
Pitfield, Milton Keynes, MK11 3LW, UK
UKHW012109240726
13965UKWH00004B/1660

9 782013 587853